Préface

Je suis Antoine Kamber, un hypnothérapeute de 30 ans qui pratique depuis 2015. Au fil des ans, j'ai aidé de nombreux clients à surmonter leurs difficultés en utilisant l'hypnose comme outil de guérison. En 2016, j'ai décidé d'ouvrir mon propre cabinet, ce qui a offert un environnement plus confortable et plus sûr pour mes patients. Cependant, j'ai rapidement réalisé que certains de mes clients ne pouvaient pas se déplacer ou habitaient trop loin, ce qui les empêchait de bénéficier de mes services. J'ai donc commencé à rechercher des moyens pour leur permettre de bénéficier de l'hypnothérapie à distance.

C'est ainsi que j'ai découvert l'autohypnose, une technique qui permet aux gens d'entrer eux-mêmes dans un état de transe hypnotique à l'aide de suggestions verbales. L'autohypnose est une méthode efficace pour aider les gens à surmonter de nombreux problèmes, tels que la gestion de la douleur, la réduction de l'anxiété, l'amélioration de la confiance en soi et bien d'autres encore. J'ai commencé à enseigner cette technique à mes clients et j'ai vu des résultats spectaculaires.

Au fil des années, j'ai affiné mes connaissances en matière d'autohypnose et j'ai continué à aider mes clients à atteindre leurs objectifs. J'ai décidé d'écrire un livre pour partager mes connaissances et aider un plus grand nombre de personnes. Dans ce livre, j'explique les différentes techniques d'autohypnose et comment elles fonctionnent. J'aborde également les cas les plus courants et je donne des exemples concrets pour illustrer comment l'autohypnose peut être utilisée pour améliorer la qualité de vie.

Le livre commence par une introduction à l'hypnose et à l'autohypnose. Je parle de l'histoire de l'hypnose, des mythes et des stéréotypes qui l'entourent, ainsi que de la façon dont l'autohypnose peut aider les gens à surmonter leurs problèmes.

Ensuite, j'explique les différentes techniques d'autohypnose, telles que la visualisation, la respiration profonde, la suggestion et la répétition. J'explique comment chacune de ces techniques fonctionne et comment elle peut être utilisée pour atteindre des objectifs spécifiques. Par exemple, la visualisation peut être utilisée pour aider les gens à se sentir plus confiants ou à atteindre un objectif spécifique, tandis que la respiration profonde peut aider à réduire l'anxiété et le stress.

Dans le livre, je parle également des avantages et des inconvénients de l'autohypnose par rapport à l'hypnose avec un thérapeute. J'explique comment l'autohypnose peut être utilisée pour compléter l'hypnose en cabinet et comment elle peut être utilisée comme alternative lorsque l'hypnose avec un thérapeute n'est pas possible.

Table des matières

Introduction

Vous avez déjà rêvé de pouvoir contrôler vos pensées, vos émotions et vos actions comme un Jedi contrôle la Force ?

De pouvoir vaincre vos peurs, atteindre vos objectifs les plus fous et devenir la meilleure version de vous-même ?

Bienvenue dans l'univers fascinant de l'autohypnose, où tout cela est possible !

Dans ce livre, vous allez découvrir les secrets de l'autohypnose et apprendre à utiliser le pouvoir de votre esprit pour transformer votre vie en un véritable conte de fée. (Sans dragon à vaincre sauf celui de vos peur).

Vous allez apprendre à vous hypnotiser vous-même pour atteindre vos objectifs, vaincre vos peurs, et devenir la meilleure version de vous-même. Vous allez découvrir comment l'autohypnose peut vous aider à améliorer votre santé, votre bien-être, votre carrière, vos relations et même à surmonter des troubles mentaux tels que l'anxiété et la dépression.

Vous allez découvrir comment l'autohypnose peut être utilisée pour augmenter la confiance en soi, la motivation, la créativité, la concentration, la gestion du stress, et améliorer les habitudes alimentaires et les habitudes de sommeil.

Mais attention, après avoir lu ce livre, vous ne pourrez plus vous excuser en disant que c'est votre subconscient qui vous empêche de changer. Vous deviendrez le maître de votre propre esprit et pourrez modeler votre vie comme vous le souhaitez.

Vous allez apprendre les techniques pour vous auto-hypnotiser de manière sûre et efficace, ainsi que des conseils pour maximiser les bénéfices de l'autohypnose. Alors, tenez-vous prêt à devenir le maître de votre propre esprit et à vivre la vie que vous avez toujours rêvée !

On dit souvent qu'on se souvient plus facilement en chantant ou en se racontant des histoires comme nos parents le faisaient en nous racontant des contes ou des histoires.

C'est pourquoi je vais tenter de vous expliquer l'autohypnose comme si je la détaillais pour un enfant.

Peu importe votre âge ou vos connaissances, après cette définition, vous allez pouvoir expliquer cela à tout le tout le monde.

L'autohypnose, c'est comme un jeu de pouvoir de l'esprit. C'est une façon de se concentrer sur des choses positives et de se mettre dans un état de relaxation pour atteindre des objectifs importants.

C'est comme si tu pouvais dire à ton esprit ce que tu veux qu'il fasse, comme arrêter de manger trop de sucre ou ne plus craindre les orages.

Pour commencer l'autohypnose, tu vas t'asseoir ou te coucher confortablement, fermer les yeux et te concentrer sur ta respiration.

Tu vas imaginer un endroit paisible, comme sur une plage ou dans un jardin, et tu vas te concentrer sur les sons et les sensations de cet endroit. Ensuite, tu vas commencer à te parler à toi-même en utilisant des phrases positives comme "Je suis calme et détendu" ou "Je peux manger sainement".

Il est important de répéter ces phrases plusieurs fois pour que ton esprit les mémorise. C'est comme répéter une leçon pour bien la retenir.

Pendant que tu te parles à toi-même, tu vas sentir que ton corps se détend de plus en plus et que ton esprit devient plus calme. C'est comme si tu étais en train de dormir, mais tu peux entendre tout ce qui se passe autour de toi.

L'autohypnose peut t'aider à faire plein de choses différentes. Par exemple, si tu veux arrêter de manger trop de sucre, tu peux te concentrer sur l'idée de manger des fruits et des légumes à la place. Si tu as peur des orages, tu peux te concentrer sur l'idée que tu es en sécurité dans ta maison pendant qu'il y a un orage.

Il est important de pratiquer l'autohypnose régulièrement, comme tous les jours ou toutes les semaines. Plus tu vas le faire, plus tu vas devenir bon à le faire et plus tu vas voir des résultats. C'est comme apprendre à jouer d'un instrument, plus tu vas pratiquer, plus tu vas devenir bon.

En résumé, l'autohypnose c'est une façon de se concentrer sur des choses positives et de se mettre dans un état de relaxation pour atteindre des objectifs importants, comme manger sainement, ne plus avoir peur des orages ou encore gérer ses émotions. C'est un jeu d'entraînement pour l'esprit qui peut vous aider à atteindre tes objectifs si tu pratiques régulièrement.

Au niveau physiologique, l'autohypnose consiste à entrer dans un état de relaxation profonde. Cet état est caractérisé par une diminution de la fréquence cardiaque, de la pression artérielle et de la respiration. Il est également associé à une diminution de l'activité cérébrale dans les régions impliquées dans la vigilance et la réflexion consciente. Cet état de relaxation profonde permet de réduire le stress et l'anxiété, et de faciliter l'accès aux idées positives et aux suggestions.

Au niveau psychologique, l'autohypnose repose sur la capacité du cerveau à accepter des suggestions. Lorsque nous sommes en état de transe, notre esprit est plus réceptif aux idées et aux images que nous lui présentons. Les suggestions positives sont alors mieux acceptées et intégrées par le cerveau, ce qui permet de changer les comportements et les croyances qui nous limitent.

Il est également important de noter que l'autohypnose n'est pas un état de sommeil ou de perte de conscience. Bien au contraire, l'autohypnose permet de rester conscient et attentif tout en étant dans un état de relaxation profonde. Cette technique permet donc de se concentrer sur des idées positives et de se mettre en état de transe pour atteindre des objectifs personnels spécifiques tout en restant conscient de ses actions.

Les utilisations de l'autohypnose

Soulagement de l'anxiété et de la dépression

Tout d'abord, laissez-moi vous expliquer en résumé ce que sont ces troubles. Pas que vous n'y connaissez rien mais simplement pour faciliter la suite.

L'anxiété et la dépression sont toutes deux des troubles mentaux courants. L'anxiété est un sentiment d'inquiétude ou de crainte excessive face à une situation ou à un événement futur. Les gens qui souffrent d'anxiété peuvent éprouver des symptômes tels que des palpitations cardiaques, des sueurs, des nausées et des troubles du sommeil.

La dépression, quant à elle, est un état d'humeur dépressif qui peut causer des symptômes tels que la tristesse, la perte d'intérêt pour les activités habituelles, des changements de poids et de sommeil, des pensées suicidaires, et de la fatigue. Les personnes atteintes de dépression peuvent éprouver de la difficulté à fonctionner dans leur vie quotidienne.

L'autohypnose est un outil efficace pour réduire l'anxiété et la dépression.

En entrant dans un état de relaxation profonde, vous pouvez réduire les pensées négatives et les émotions qui causent de l'anxiété et de la dépression.

Traitement de la douleur chronique

L'autohypnose peut aider à gérer la douleur chronique en vous permettant de vous concentrer sur des idées positives et de vous mettre en état de transe pour réduire la sensation de douleur.

Amélioration de la qualité du sommeil

Qui n'a jamais eu de peine à s'endormir avec toutes les pensées que peut créer l'inconscient et même parfois le conscient ?

C'est tout à fait normal, il faut savoir que nous avons environ 40'000 pensées par jour ! Parfois les mêmes que la veille ou de l'avant-veille. Environ 20% conscientes et 80% inconscientes.

Grâce à l'autohypnose vous pourrez vous endormir plus facilement, mieux dormir en vous aidant à vous détendre et à vous concentrer sur des idées positives.

Amélioration de la confiance en soi

L'autohypnose peut vous aider à renforcer votre confiance en vous en vous aidant à vous concentrer sur vos forces et vos talents, et à vous mettre en état de transe pour renforcer ces idées positives.

Perte de poids et amélioration de l'alimentation

L'autohypnose peut vous aider à gérer vos compulsions alimentaires en vous aidant à vous concentrer sur des idées positives et à vous mettre en état de transe pour vous aider à manger sainement.

Techniques d'autohypnose

Il existe autant de techniques d'autohypnose que de chansons de Céline Dion, peut-être un peu moins...

Dans ce chapitre, je vais vous présenter une technique que j'utilise personnellement et que j'enseigne souvent à mes élèves.

L'autohypnose est un outil puissant qui peut vous aider à atteindre vos objectifs, à surmonter vos peurs et à améliorer votre qualité de vie. Mais il est important de trouver la technique qui vous convient le mieux, celle qui vous donne ce "feeling" positif, comme avant un rendez-vous amoureux.

Cette technique est simple, efficace et peut être adaptée à vos besoins individuels. Vous verrez que vous pourrez partir de cette technique de base et la développer pour créer votre propre technique ou mélange de techniques personnalisées.

En plus de la formule que je vais vous présenter, vous allez découvrir des conseils et des astuces pour maximiser les bénéfices de l'autohypnose, ainsi que des informations sur les différentes applications de cette pratique.

Comment se mettre en état d'autohypnose

Tout d'abord, Il est important de fixer des objectifs clairs et réalisables pour l'autohypnose afin d'optimiser les résultats. Voici quelques conseils pour fixer des objectifs efficaces : (SMART)

Soyez spécifique : Assurez-vous que vos objectifs sont clairement définis et spécifiques. Au lieu de dire "je veux être plus confiant", dites "je veux être capable de parler en public sans stress".

Soyez mesurable : Assurez-vous que vous pouvez mesurer les progrès que vous faites vers l'atteinte de vos objectifs. Par exemple, "je veux être capable de courir un marathon" est plus mesurable que "je veux être en meilleure forme".

Soyez réalisable : Assurez-vous que vos objectifs sont réalisables et réalisables. Il est important de fixer des objectifs ambitieux, mais il est également important de s'assurer qu'ils sont réalisables.

Soyez temporel : fixez une date butoir pour l'atteinte de vos objectifs. Cela vous aidera à rester concentré et à maintenir un bon rythme pour atteindre vos objectifs.

Soyez précis : Soyez précis sur les résultats que vous voulez obtenir, par exemple : "Je veux être capable de lâcher prise sur les pensées négatives qui m'empêchent de dormir"

Il est également important de se rappeler que les objectifs peuvent évoluer au fil du temps et qu'il est ok de les ajuster en fonction de votre progrès.

Ensuite, Il est important de fixer une limite de temps pour une séance d'autohypnose afin de ne pas s'épuiser et de maximiser les résultats. Voici quelques conseils pour fixer une limite de temps efficace pour une séance d'autohypnose :

Commencez petit : Si vous êtes un débutant en matière d'autohypnose, il est préférable de commencer avec des séances de courte durée, de 5 à 10 minutes.

Augmentez progressivement : Au fur et à mesure que vous vous habituez à la pratique, vous pouvez augmenter la durée de vos séances. Vous pouvez augmenter de 5 minutes toutes les semaines jusqu'à atteindre une durée de 30 minutes.

Adaptez la durée en fonction de vos besoins : la durée de la séance dépend de vous et de vos besoins, certains peuvent se sentir bien en 15 minutes, d'autres préfèrent une séance de 30 minutes.

Écoutez votre corps : Si vous vous sentez fatigué ou étourdi pendant ou après une séance, cela peut signifier que vous avez besoin de moins de temps pour vous sentir à l'aise.

Il est important de noter que même si vous fixez une limite de temps pour une séance, il est toujours important de vous écouter et de vous donner le temps dont vous avez besoin pour atteindre l'état d'autohypnose et pour atteindre vos objectifs. Il est également important de rappeler que chaque personne est différente, et que la durée de la séance d'autohypnose varie d'une personne à l'autre.

Pour savoir si vous êtes dans un état ''secondaire'', vous pouvez apprendre à repérer vos signaux d'hypnose. Ils peuvent être physiques ou non.

Concernant les signaux physiologiques

- Relaxation : Vous vous sentez physiquement et émotionnellement détendu. Vous pouvez éprouver une sensation de chaleur ou de légèreté dans votre corps.
- Focus : Vous êtes concentré sur une image, une idée ou une sensation spécifique, et vous êtes moins conscient de vos pensées et de vos émotions extérieures.
- Temps altéré : Votre perception du temps peut être altérée, vous pouvez vous sentir comme si le temps s'est arrêté ou a ralenti.
- Alerte : Vous pouvez éprouver une sensation de somnolence ou de sommeil, mais vous êtes également en état d'alerte et conscient de ce qui se passe autour de vous.

Suggestibilité : Vous êtes plus réceptif aux suggestions, vous pouvez éprouver des changements dans vos pensées, vos émotions ou vos comportements en réponse aux suggestions que vous entendez ou imaginez.

Concernant les signaux physiques

- Ralentissement de la respiration : Votre respiration peut ralentir et devenir plus profonde et régulière.

- Ralentissement du rythme cardiaque : Votre rythme cardiaque peut ralentir et devenir plus régulier.
- Relaxation musculaire : Vous pouvez éprouver une sensation de détente dans vos muscles, comme si vous étiez sur le point de tomber endormi.
- Diminution de la température corporelle : Vous pouvez éprouver une légère baisse de la température corporelle, accompagnée d'une sensation de chaleur ou de froid.
- Modification de la pression sanguine : Vous pouvez éprouver des changements dans la pression sanguine, qui peuvent se traduire par des étourdissements ou des vertiges.
- Modification de la tension oculaire : Vous pouvez éprouver des changements dans la tension oculaire, comme des mouvements oculaires rapides.

Il est important de noter que ces signes peuvent varier d'une personne à l'autre et que vous n'avez pas besoin de ressentir tous les signes pour être en état d'autohypnose. Il est également important de rappeler que l'autohypnose est une pratique personnelle et que chaque personne peut avoir des expériences différentes.

Pour commencer, fixez vous un objectif ainsi que la durée de votre séance, installez-vous dans un endroit confortable, vous vous détendez, vous fermez les yeux, vous vous concentrez sur votre respiration et vous laissez votre esprit s'évader. C'est comme prendre un bain chaud, sauf que vous ne vous mouillez pas et vous ne sentez pas l'odeur de l'eau de lavande (oui c'est vrai, ce n'est pas toujours agréable).

Il est important de se préparer avant de se lancer dans l'autohypnose, il faut trouver un endroit calme, mettre des vêtements confortables, et avoir assez de temps devant soi. C'est comme se préparer pour une soirée romantique, sauf que c'est avec soi-même, et qu'il n'y a pas de risque de se faire plaquer.

Ensuite, il faut se détendre, c'est comme se faire masser, sauf que vous n'avez pas besoin de payer pour ça. En premier lieu, fermez les yeux et concentrez-vous sur une image, une idée ou une sensation spécifique, c'est comme se concentrer sur un film, sauf qu'il n'y a pas de bande son.

Commencez à détendre chaque partie de votre corps :

Commencez par vos orteils et imaginez que chaque muscle de vos pieds se détend un peu plus à chaque respiration. Imaginez que toute tension ou douleur dans vos pieds s'évanouit peu à peu.

Ensuite, concentrez-vous sur vos jambes et imaginez que chaque muscle de vos jambes se détend à chaque respiration. Imaginez que toute tension ou douleur dans vos jambes s'évanouit peu à peu.

Continuez à remonter lentement dans votre corps en vous concentrant sur chaque partie : les hanches, le ventre, le torse, les bras, les épaules, le cou, la mâchoire et le visage. À chaque partie, concentrez-vous sur la sensation de détente et imaginez que toute tension ou douleur s'évanouit peu à peu.

Une fois que vous avez fait cela pour chaque partie de votre corps, prenez une grande respiration et imaginez que votre corps entier est complètement détendu et à l'aise.

Arrivé là, essayez pour les premières fois, de repérer vos ou votre signe d'état d'hypnose. Dès que vous le trouvez, vous pouvez vous répéter quelques fois votre objectif.

Ensuite, une fois qu'on est en état de transe, on peut utiliser des suggestions positives pour atteindre nos objectifs personnels, c'est comme se donner des petits peps talk, sauf que c'est en silence.

Pour la gestion de l'anxiété : "Je suis calme et détendu en toutes circonstances. Je respire profondément et je laisse aller toute tension ou anxiété."

Pour la gestion de la douleur : "Je ressens une sensation de soulagement et de confort dans (nommez la zone douloureuse). Je visualise un éclairage bleu qui entoure et apaise cette zone."

Pour la gestion du stress : "Je suis capable de gérer toutes les situations stressantes qui se présentent à moi. Je me sens calme et en contrôle de mes pensées et de mes émotions."

Pour l'amélioration de la confiance en soi : "Je me sens confiant et capable de réaliser tout ce que je m'engage à faire. Je crois en mes compétences et en mon potentiel."

Pour l'amélioration de la performance mentale : "Je me sens concentré et alerte. Mes pensées sont claires et je peux me rappeler des informations facilement."

Il faut noter que ces suggestions sont génériques et peuvent être adaptées à des situations spécifiques pour chaque individu.

Au début, vous remarquerez qu'il faut surement plus de temps pour chaque étape et c'est tout à fait normal. Prenez le temps de vous répétez les objectifs, les suggestions, de connaître vos signaux et surtout gardez la patience et le positif.

Pour les premières fois, profitez de travailler votre ancrage hypnotique. Cela vous permettra à l'avenir de rentrer dans cet état beaucoup plus rapidement.

L'ancrage est une technique utilisée en hypnose et en autohypnose qui consiste à associer un état d'esprit ou un comportement désiré à un stimulus spécifique, comme un mot-clé, une image mentale ou un mouvement physique. L'idée est que, lorsque vous rencontrez à nouveau ce stimulus, il vous rappellera automatiquement l'état d'esprit ou le comportement que vous avez associé à lui, vous permettant ainsi de retrouver facilement cet état d'esprit à volonté.

Voici comment utiliser une technique d'ancrage en autohypnose :

Trouvez un endroit calme et confortable où vous pouvez vous asseoir ou vous allonger sans être dérangé.

Utilisez une technique de respiration profonde pour vous détendre avant de commencer.

Fermez les yeux et concentrez-vous sur un état d'esprit ou un comportement que vous voulez renforcer, comme la confiance en soi, la motivation ou la détente.

Pendant que vous imaginez cet état d'esprit ou ce comportement, choisissez un stimulus qui vous rappellera cet état d'esprit à l'avenir. Ce stimulus peut être un mot-clé, une image mentale ou un mouvement physique. Par exemple, vous pouvez choisir le mot "calme" comme mot-clé, une image mentale d'une plage paisible comme image mentale ou un geste de pression de l'index et du pouce comme mouvement physique.

Pendant que vous imaginez cet état d'esprit ou ce comportement, répétez votre mot-clé, regardez votre image mentale ou faites votre geste physique. Répétez cela plusieurs fois jusqu'à ce que vous sentiez que l'état d'esprit ou le comportement est fortement associé à votre stimulus.

Ouvrez les yeux et prenez une profonde respiration. Essayez de rappeler l'état d'esprit ou le comportement que vous avez associé à votre stimulus en utilisant votre mot-clé, votre image mentale ou votre geste physique. Si cela fonctionne, vous avez créé un ancrage efficace.

Répétez cette technique régulièrement pour renforcer l'ancrage et pour pouvoir utiliser l'état d'esprit ou le comportement désiré à volonté.

Et pour finir, il faut sortir de l'état de transe, c'est comme se réveiller après un bon sommeil, sauf que c'est en étant plus détendu et concentré.

Voici quelques exemples pour vous aider à sortir de cet état, le dernier exemple fait partie de ma technique.

- Comptage : C'est l'une des méthodes les plus courantes pour sortir de l'état de transe. Il suffit de compter lentement à partir de 10 à 1 en se concentrant sur chacun des nombres, cela permet de ramener progressivement votre conscience à l'état éveillé.

- Ouverture des yeux : C'est une autre méthode courante. Il suffit d'ouvrir les yeux lentement et de se concentrer sur ce que vous voyez autour de vous. Cela peut être utile pour les personnes qui ont du mal à se concentrer sur le comptage.
- Étirement : C'est une autre méthode courante pour sortir de l'état de transe. Il suffit de s'étirer lentement en prenant quelques grandes respirations. Cela permet de ramener progressivement votre conscience à l'état éveillé tout en activant votre corps.
- Musique : Vous pouvez écouter de la musique douce qui augmente progressivement en volume pour vous réveiller de manière agréable.
- Utilisation d'un mot-clé : Vous pouvez utiliser un mot-clé qui vous rappelle de sortir de l'état de transe, comme "réveil" ou "ouverture", lorsque vous entrez dans l'état d'autohypnose.
- Le temps : Faites confiance à votre inconscient en matière de temps ! Souvenez-vous, vous avez définis une durée pour votre séance d'autohypnose, votre inconscient s'y tiendra et vous ramènera progressivement à l'état éveillé à quelques secondes près de cette durée fixée.

Comme je l'ai déjà expliqué, il est important de ne pas vous découragez et de vous entrainer quelques fois par jour (même 5 minutes) ensuite par semaine et ensuite autant de fois que vous en avez besoin.

Des exemples pour vous ? Plus besoin, vous êtes déjà doctorant ou doctorante dans l'autohypnose !

Bon, je vous en mets quand même quelques-uns :

Script pour la gestion de l'anxiété

Trouvez un endroit calme où vous pouvez vous asseoir ou vous allonger confortablement. Fermez les yeux et concentrez-vous sur votre respiration. Prenez une grande respiration et expirez lentement. Répétez cette respiration profonde et lente plusieurs fois.

Imaginez maintenant que vous êtes dans un endroit paisible et serein, peut-être une forêt ou une plage. Imaginez la belle vue devant vous, les arbres, l'eau, les oiseaux. Sentez l'air frais et la brise sur votre visage.

Maintenant, imaginez que vous avez une boule de lumière bleue dans vos mains. Imaginez que cette boule de lumière est votre anxiété. Vous pouvez la jeter loin de vous ou la laisser flotter loin. Imaginez que cette anxiété s'éloigne de vous à chaque respiration.

Répétez maintenant : "Je suis calme et détendu en toutes circonstances. Je respire profondément et je laisse aller toute tension ou anxiété."

Respirez profondément et lentement encore quelques fois. Imaginez-vous maintenant de retour dans la réalité, calme, détendu et en paix. Ouvrez les yeux lorsque vous vous sentez prêt.

Script pour la gestion de la douleur

Trouvez un endroit calme où vous pouvez vous asseoir ou vous allonger confortablement. Fermez les yeux et concentrez-vous sur votre respiration. Prenez une grande respiration et expirez lentement. Répétez cette respiration profonde et lente plusieurs fois.

Maintenant, concentrez-vous sur la zone de votre corps où vous ressentez de la douleur. Imaginez un éclairage bleu qui entoure cette zone. Imaginez que cette lumière bleue apaise et soulage la douleur.

Répétez maintenant : "Je ressens une sensation de soulagement et de confort dans (nommez la zone douloureuse). Je visualise un éclairage bleu qui entoure et apaise cette zone."

Respirez profondément et lentement encore quelques fois. Imaginez-vous maintenant de retour dans la réalité, avec une réduction de la douleur et un sentiment de confort. Ouvrez les yeux lorsque vous vous sentez prêt.

Script pour la gestion du stress

Trouvez un endroit calme où vous pouvez vous asseoir ou vous allonger confortablement. Fermez les yeux et concentrez-vous sur votre respiration. Prenez une grande respiration et expirez lentement. Répétez cette respiration profonde et lente plusieurs fois.

Maintenant, imaginez-vous dans une situation stressante, peut-être une réunion importante ou un examen. Remarquez comment vous vous sentez dans cette situation.

Maintenant, imaginez que vous avez un bouton magique qui vous permet de contrôler votre stress. Appuyez sur ce bouton et imaginez que tout le stress s'évanouit lentement.

Répétez maintenant : "Je suis capable de gérer toutes les situations stressantes qui se présentent à moi. Je me sens calme et en contrôle de mes pensées et de mes émotions."

Respirez profondément et lentement encore quelques fois. Imaginez-vous maintenant de retour dans la réalité, calme et en contrôle de votre stress. Ouvrez les yeux lorsque vous vous sentez prêt.

Script pour l'amélioration de la confiance en soi

Trouvez un endroit calme où vous pouvez vous asseoir ou vous allonger confortablement. Fermez les yeux et concentrez-vous sur votre respiration. Prenez une grande respiration et expirez lentement. Répétez cette respiration profonde et lente plusieurs fois.

Maintenant, imaginez-vous dans une situation où vous avez besoin d'avoir confiance en vous, peut-être un discours ou une présentation. Remarquez comment vous vous sentez dans cette situation.

Maintenant, imaginez que vous avez une boule de lumière dorée qui représente votre confiance en vous. Imaginez que cette boule de lumière grandit à chaque respiration.

Répétez maintenant : "Je me sens confiant et capable de réaliser tout ce que je m'engage à faire. Je crois en mes compétences et en mon potentiel."

Respirez profondément et lentement encore quelques fois. Imaginez-vous maintenant de retour dans la réalité, avec un sentiment accru de confiance en vous. Ouvrez les yeux lorsque vous vous sentez prêt.

Script pour l'amélioration de la performance mentale

Trouvez un endroit calme où vous pouvez vous asseoir ou vous allonger confortablement. Fermez les yeux et concentrez-vous sur votre respiration. Prenez une grande respiration et expirez lentement. Répétez cette respiration profonde et lente plusieurs fois.

Maintenant, imaginez-vous dans une situation où vous avez besoin d'une performance mentale optimale, peut-être une réunion importante ou un examen. Remarquez comment vous vous sentez dans cette situation.

Maintenant, imaginez une lumière blanche qui entoure votre tête. Imaginez que cette lumière blanche nourrit et stimule votre cerveau. Imaginez que vos pensées deviennent claires et concentrées.

Répétez maintenant : "Je me sens concentré et alerte. Mes pensées sont claires et je peux me rappeler des informations facilement."

Respirez profondément et lentement encore quelques fois. Imaginez-vous maintenant de retour dans la réalité, avec une performance mentale améliorée. Ouvrez les yeux lorsque vous vous sentez prêt.

Comment personnaliser les scripts d'autohypnose

Personnaliser ses scripts d'autohypnose, c'est comme faire un smoothie, vous prenez les ingrédients de base (respiration profonde, visualisation positive, affirmations positives) et vous les mixez à votre goût ! Vous pouvez ajouter des fruits de la visualisation comme une plage de sable blanc pour la détente ou un escalier pour l'amélioration de la performance mentale. Vous pouvez également ajouter des épices comme des phrases d'affirmation qui ont du punch comme "Je suis un Ninja de l'autohypnose" ou " Je suis capable de tout, même de faire du sport ».

Vous pouvez également jouer avec les textures, pour la gestion de l'anxiété, vous pouvez imaginer de la mousse à raser qui recouvre vos émotions négatives pour les éliminer. Pour la gestion de la douleur, vous pouvez imaginer une peluche chaude qui enveloppe la zone douloureuse pour la réconforter.

Et surtout, n'oubliez pas de servir votre smoothie d'autohypnose avec une paille de confiance en soi et une pincée d'humour pour le rendre encore plus délicieux !

En somme, personnaliser ses scripts d'autohypnose, c'est comme créer sa propre recette de cuisine magique pour améliorer sa vie, alors, n'hésitez pas à jouer avec les ingrédients pour trouver ce qui vous convient le mieux !

Conseils pour maximiser les résultats de l'autohypnose

- Fixez un objectif clair pour votre session d'autohypnose.
- Utilisez une technique de respiration profonde pour vous détendre avant de commencer.
- Croyez en vous ! Je pense que cela est le plus important parmi tous les conseils de ce livre.
- Utilisez une technique d'ancrage, comme une image mentale ou un mot-clé, pour vous aider à entrer en état hypnotique.
- Utilisez des affirmations positives pour renforcer votre objectif pendant la session.
- Pratiquez régulièrement pour améliorer vos compétences en autohypnose et pour obtenir des résultats plus efficaces.

Consultez un professionnel si vous avez des problèmes de santé mentale ou des troubles de l'humeur qui pourraient être affectés par l'autohypnose

IV. Conclusion

- L'autohypnose est comme un super pouvoir qui permet de se concentrer et de se détendre pour atteindre ses objectifs.
- Voici en résumé les principaux points :
- Trouver un endroit calme et confortable pour se poser, c'est comme si on allait dans sa grotte secrète pour se concentrer.
- Fixer un but précis pour sa session d'autohypnose, c'est comme si on se donnait une mission secrète à accomplir.
- Utiliser une technique de respiration profonde pour se détendre, c'est comme si on prenait une grande inspiration pour se préparer à l'action.
- Utiliser une technique d'ancrage, comme un mot-clé ou une image mentale, pour entrer en état hypnotique, c'est comme si on avait un bouton magique pour se concentrer.
- Utiliser des affirmations positives pour renforcer son objectif, c'est comme si on se donnait une potion magique pour réussir sa mission.
- Pratiquer régulièrement pour améliorer ses compétences en autohypnose et pour obtenir des résultats plus efficaces, c'est comme s'entraîner pour devenir un super héros de l'autohypnose.
- Consultez un professionnel si vous avez des problèmes de santé mentale ou des troubles de

l'humeur qui pourraient être affectés par l'autohypnose, c'est comme avoir un mentor pour vous aider à utiliser vos pouvoirs.

N'oubliez pas que l'autohypnose est un outil puissant, plus vous l'utiliserez plus vous serez doué pour aller mieux.

Conseils pour continuer à utiliser l'autohypnose

Je sais que les conseils sont parfois comme les mouchoirs, on les utilise puis on les jette. Mais pour ces conseils, faites comme si c'était des mouchoirs en tissu réutilisables, utilisez-les aussi souvent que nécessaire.

- Fixez des objectifs réalisables : Il est important de fixer des objectifs réalisables pour rester motivé et continuer à pratiquer. Les objectifs doivent être clairs, spécifiques et mesurables pour vous permettre de suivre vos progrès.
- Pratiquez régulièrement : La pratique régulière est essentielle pour améliorer vos compétences en autohypnose et pour obtenir des résultats efficaces. Il est important de trouver un moment de la journée qui convient à votre emploi du temps pour pratiquer régulièrement.
- Soyez patient : Il peut prendre un certain temps pour voir des résultats avec l'autohypnose. Il est important d'être patient et de continuer à pratiquer, même si vous ne voyez pas immédiatement des résultats.
- Restez positif : Gardez une attitude positive envers l'autohypnose et envers vous-même. Les pensées

positives peuvent vous aider à atteindre vos objectifs plus rapidement.

- Soyez créatif : Il existe de nombreuses techniques d'autohypnose différentes, il est important de trouver celle qui vous convient le mieux. N'hésitez pas à expérimenter différentes techniques pour trouver celle qui vous convient le mieux.
- Ayez confiance en vous : Avoir confiance en ses propres capacités à pratiquer l'autohypnose est essentiel pour continuer à pratiquer.
- Consulter un professionnel si vous rencontrez des difficultés : Si vous avez des difficultés à pratiquer l'autohypnose, contactez un hypnothérapeute de votre région ou écoutez un podcast.

Ressources supplémentaires pour en savoir plus sur l'autohypnose

1. Guides d'autohypnose en ligne : Il existe de nombreux guides d'autohypnose en ligne qui peuvent vous aider à apprendre cette technique. Ces guides peuvent inclure des instructions détaillées, des scripts d'autohypnose et des exercices pour vous aider à pratiquer.
2. Applications d'autohypnose : Il existe de nombreuses applications d'autohypnose disponibles sur les appareils mobiles qui peuvent vous aider à pratiquer cette technique. Ces applications peuvent inclure des sessions d'autohypnose enregistrées, des scripts

d'autohypnose et des exercices pour vous aider à pratiquer.

3. Vidéos d'autohypnose : Il existe de nombreuses vidéos d'autohypnose disponibles sur internet qui peuvent vous aider à apprendre cette technique. Ces vidéos peuvent inclure des instructions détaillées, des scripts d'autohypnose et des exercices pour vous aider à pratiquer.

4. Formations en autohypnose : Il existe de nombreuses formations en autohypnose disponibles qui peuvent vous aider à apprendre cette technique. Ces formations peuvent inclure des cours en ligne, des ateliers et des séminaires.

5. Hypnothérapeutes : Il existe des professionnels de l'hypnose qui peuvent vous aider à apprendre cette technique. Ces professionnels peuvent vous guider à travers des sessions d'autohypnose et vous prodiguer des conseils pour pratiquer cette technique de manière efficace.

6. Livres sur l'autohypnose : Il existe de nombreux livres sur l'autohypnose qui peuvent vous aider à en savoir plus sur cette technique et à apprendre à pratiquer. Vous pouvez trouver ces livres dans les librairies ou en ligne.

7. Guides d'autohypnose en ligne : Il existe de nombreux guides d'autohypnose en ligne qui peuvent vous aider à apprendre cette technique. Ces guides peuvent inclure des instructions détaillées, des scripts d'autohypnose et des exercices pour vous aider à pratiquer.

8. Applications d'autohypnose : Il existe de nombreuses applications d'autohypnose disponibles sur les appareils mobiles qui peuvent vous aider à pratiquer

cette technique. Ces applications peuvent inclure des sessions d'autohypnose enregistrées, des scripts d'autohypnose et des exercices pour vous aider à pratiquer.

9. Vidéos d'autohypnose : Il existe de nombreuses vidéos d'autohypnose disponibles sur internet qui peuvent vous aider à apprendre cette technique. Ces vidéos peuvent inclure des instructions détaillées, des scripts d'autohypnose et des exercices pour vous aider à pratiquer.

10. Formations en autohypnose : Il existe de nombreuses formations en autohypnose disponibles qui peuvent vous aider à apprendre cette technique. Ces formations peuvent inclure des cours en ligne, des ateliers et des séminaires.

11. Hypnothérapeutes : Il existe des professionnels de l'hypnose qui peuvent vous aider à apprendre cette technique. Ces professionnels peuvent vous guider à travers des sessions d'autohypnose et vous prodiguer des conseils pour pratiquer cette technique de manière efficace.

12. Je vous invite aussi à visiter mon site internet kambertherapie.ch ou à écouter mes podcasts sur toutes les plateformes ''Hypnose à la maison''

Prescription de sécurité

Il existe certaines situations dans lesquelles l'autohypnose peut ne pas être recommandée. Il est important de consulter un professionnel de la santé mentale avant de commencer tout type de traitement, y compris l'autohypnose, si vous avez des problèmes de santé mentale ou des troubles de l'humeur.

Voici quelques exemples de situations dans lesquelles l'autohypnose peut ne pas être recommandée :

- Si vous avez des antécédents de troubles de la personnalité ou de troubles psychotiques, l'autohypnose peut aggraver ces conditions.
- Si vous souffrez de dépression sévère ou de troubles anxieux, l'autohypnose peut ne pas être efficace et il est recommandé de consulter un professionnel de la santé mentale pour des traitements adaptés.
- Si vous avez des antécédents de traumatismes non résolus ou de troubles de stress post-traumatique (TSPT), l'autohypnose peut aggraver ces conditions.
- Si vous prenez des médicaments pour des troubles de santé mentale, il est important de consulter un médecin avant de commencer l'autohypnose, car cela peut interagir avec certains médicaments.
- Si vous avez des problèmes de sommeil ou de troubles alimentaires, il est **recommandé** de consulter un professionnel de la santé mentale avant de commencer l'autohypnose.

Il est important de rappeler que l'autohypnose n'est pas un remplacement pour un traitement médical approprié. Si vous avez des problèmes de santé mentale ou physique, il est important de consulter un professionnel de la santé avant de commencer tout type de traitement, y compris l'autohypnose.

Cher(e)s lecteurs/lectrices,

Je tiens tout d'abord à vous remercier du fond du cœur d'avoir pris le temps de lire mon livre sur l'autohypnose. J'espère sincèrement qu'il vous a été utile et que vous avez pu en apprendre davantage sur cette technique fascinante.

Votre soutien et votre confiance sont pour moi une grande source de motivation et d'inspiration pour continuer à partager mes connaissances et mon expérience en la matière.

Je tiens également à remercier toutes les personnes qui m'ont accompagné dans la réalisation de ce projet, notamment mes proches, mes collègues, mes éditeurs et tous les professionnels qui ont contribué à la création de ce livre.

Enfin, je souhaite exprimer ma gratitude à tous mes clients et patients qui m'ont permis de développer mon expertise en autohypnose au fil des années. Leur confiance et leur satisfaction sont ma plus grande récompense.

Encore une fois, merci du fond du cœur pour votre intérêt et votre soutien. J'espère que ce livre vous aidera à atteindre vos objectifs et à améliorer votre qualité de vie grâce à l'autohypnose.

Bien à vous,

Antoine Kamber

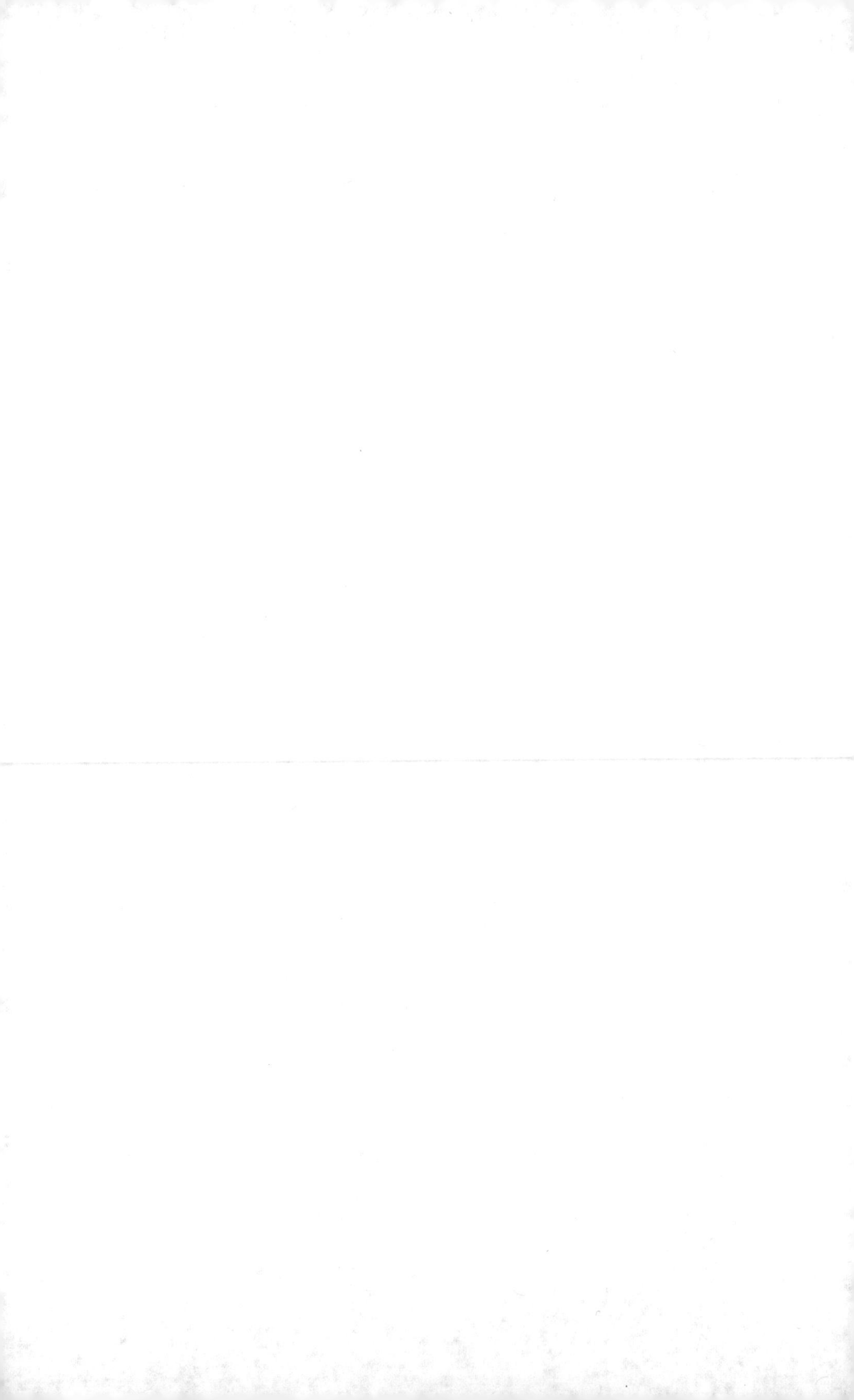